L'HOMOEOPATHIE

A

L'HOPITAL BEAUJON EN MAI 1871

PAR

LE Dr I. GUÉRIN-MÉNEVILLE

Chevalier de la Légion d'honneur.

Celui qui n'entend qu'une cloche, etc., etc.
. . . .

PARIS

IMPRIMERIE SIMON RAÇON ET COMPAGNIE

1, RUE D'ERFURTH, 1

1872

L'HOMOEOPATHIE

A

L'HOPITAL BEAUJON EN MAI 1871

PAR

LE Dr I. GUÉRIN-MÉNEVILLE

Chevalier de la Légion d'honneur.

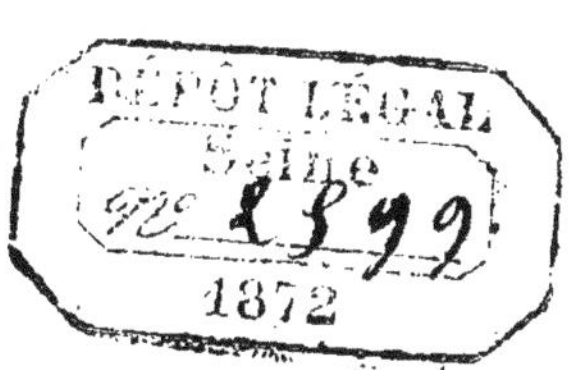

Celui qui n'entend qu'une cloche, etc., etc.

. . . .

PARIS

IMPRIMERIE SIMON RAÇON ET COMPAGNIE

1, RUE D'ERFURTH, 1

—

1872

AVANT-PROPOS

Le professeur de thérapeutique à la Faculté, médecin de l'hôpital Beaujon, a fait, en mai 1871 et dans l'amphithéâtre de cet hôpital, une *Leçon clinique sur l'homœopathie*.

Cette leçon a été reproduite par divers journaux de médecine, notamment par le *Bulletin de thérapeutique* et par *la Gazette des hôpitaux*.

Certaines allégations de cette *leçon* appelaient une réfutation, ou tout ou moins des protestations.

M. le docteur Milcent, dans une courte notice, parue en janvier 1872 dans *l'Art médical*, et M. le docteur Gonnard, dans le numéro de mars 1872 du *Bulletin de la Société médicale homœopathique de France*, ont fait justice de ces allégations.

La présente notice, écrite spécialement pour *la Gazette des hôpitaux*, et composée en grande partie de *citations* de l'ouvrage de MM. Trousseau et Pidoux, ne contient certainement rien de plus *blessant* pour les lecteurs de *la Gazette* (allopathes et homœopathes) que bien des passages de la leçon en question. Elle a cru cependant devoir en refuser l'insertion. Au lecteur impartial d'appécier.

Toutefois, qu'il soit permis ici de faire remarquer que l'usage veut que des journaux qui impriment ce que l'on peut à bon droit regarder comme *une attaque*, ne refusent pas l'hospitalité à *la défense*. Il est vrai qu'à propos de l'homœopathie, il y a exception, et qu'il est généralement admis comme *de très-bonne guerre* de déroger à cette règle de la plus stricte justice.

Delenda Carthago !

L'HOMŒOPATHIE

Si cette leçon dérisoire sur l'homœopathie n'avait d'autre portée que celle d'une vaine tentative de plus de ridiculiser une méthode thérapeutique dont les progrès en tous pays sont trop évidents pour être niés aujourd'hui, on pourrait, sans en tenir autrement compte, renvoyer le professeur à ce passage de l'*Introduction* du *Traité de thérapeutique* de MM. Trousseau et Pidoux :

« La critique vulgaire des esprits forts, de faciles lieux communs sur les doses infinitésimales eussent été PEU DIGNES du ton général de cette introduction. »

Mais l'insistance mise à faire reproduire cette leçon par les journaux de médecine les plus répandus dénote un acharnement qui pourrait bien faire soupçonner son auteur de n'être pas tout à fait sincère lorsqu'il la termine par ces mots :

« Je cherche plutôt des motifs d'indulgence, que des

circonstances aggravantes à inscrire au dossier d'une erreur qui s'en va...» S'en va-t-elle assez vite à son gré? Apparemment non. Quelle raison donner en effet à ce dépit, mal déguisé malheureusement, que l'on voit percer dans les paroles du maître déplorant *la défection* d'une portion de la clientèle?

En 1846, Magendie s'écriait aussi au Collége de France: « La médecine ne vit point par les théories, mais par LA CLIENTÈLE. C'est pitié de voir de plus en plus les malades *abandonner* la médecine classique, et se livrer corps et *biens* à l'homœopathie! »

Trousseau lui-même en dit quelque part: « Il n'est pas de médecin à qui elle n'ait valu quelque infidélité... » *E tutti quanti.*

Ainsi l'édifice médical menacé, c'est *la clientèle*, ce sont *les honoraires* que l'on défend surtout, et tous les moyens sont bons, même celui d'entretenir, et de raviver, quand il le faut, des sentiments de haine et de mépris irraisonnés chez la majorité des médecins, haine et mépris aussi étranges que l'ignorance de la plupart d'entre eux de ce qu'est véritablement la question. Tous ceux, en effet, qui ont bien voulu mettre de côté toute prévention et examiner froidement les raisons de cette guerre acharnée, n'ont pas tardé à devenir au moins tolérants.

La *Gazette des hôpitaux*, à son tour, a reproduit cette leçon en décembre 1871. Les numéros des 19 et 21 de ce mois ont été remis au domicile de quelques médecins en évidence, et aussi honorables par leurs sincères convictions que réputés pour leur savoir incontesté. Ces numéros portaient en suscription manuscrite et anonyme des apostilles d'un goût douteux, des défis de répondre...

Ce qui confirmerait ce fait, que des critiques sortant du terrain scientifique ne peuvent avoir qu'un but, celui d'exciter, comme on le voit par ces procédés, des passions d'autant plus regrettables que si elles ne font pas en réalité beaucoup de tort à l'homœopathie, elles n'augmentent certainement pas la dignité du corps médical.

La direction de la *Gazette des hôpitaux* ignore sûrement cette circonstance ; la majorité des médecins éclectiques et *utilisant* dans leur pratique la plupart des données de cette méthode, sont ses abonnés, et se tiennent par elle au courant du mouvement scientifique. Voudrait-elle laisser croire qu'elle est complice d'une action que son impartialité bien connue doit lui faire désapprouver énergiquement? Elle fera voir le contraire, en accordant l'hospitalité de ses colonnes à une tentative, sinon de justification (dont il n'est besoin), au moins de conciliation. Ce ne serait du reste pas la première fois qu'un appel conciliant serait fait, non dans ce journal, mais dans un autre, et par la plume autorisée d'un professeur agrégé de cette faculté... Peu de mots suffiraient peut-être pour faire cesser un malentendu qui a trop duré ; que peut-on craindre de quelques éclaircissements? Ce mot « homœopathie, » qui éveille tant de colères, aurait-il le privilége de n'apparaître dans les organes de la médecine classique que sous un aspect bouffon? ou craindrait-on en l'y présentant sérieusement, de voir naître des convictions contraires à celles qui existent? La justice que, d'une façon si parcimonieuse, le professeur veut bien rendre à la doctrine vers la fin de sa leçon, peut jusqu'à un certain point encourager à penser le contraire. Il dit, en effet, « qu'elle a rendu, *quoique d'une façon inconsciente*, quelques services à *la vraie* médecine, et que l'école de Hahnemann a contribué pour sa part à la connaissance de l'action physiologique des médicaments. C'est là une pensée *consolante*, » et personne ne pourra trouver mauvais que l'on cherche à la développer ; le sujet en vaut la peine, et le motif ne peut attirer, après tout, que bienveillance et sympathie à tout auteur d'une pareille tentative.

Le regretté professeur Trousseau a-t-il été si abusé qu'on le représente par des apparences spécieuses? Le titre du chapitre de la médication irritante substitutive ou *homœopathique* est-il le seul appui involontaire qu'il ait prêté à la doctrine? Il est facile de se convaincre du contraire en lisant avec soin l'introduction de cette œuvre. Et avant cela, le commencement de ce chapitre ne dit-il pas : « La doctrine homœopathique, considérée dans l'idée générale sur laquelle elle repose, ne mérite certainement pas *tout* le ridicule que les applications thérapeutiques des homœopathes lui ont valu. Lorsque Hahnemann émit son principe thérapeutique, *il prouva* son dire en l'appuyant sur des faits empruntés à la pratique des médecins les plus éclairés. »

Ces applications erronées du principe, qui les défend aujourd'hui? Toutes ces rêveries allemandes de l'auteur, de maladies médicamenteuses *complètes*, de dynamismes divers, d'aberration de notre vie spirituelle, de «force vitale (?) sortie de son rhythme, » et bien d'autres encore, quel médecin homœopathe, même dans la minorité orthodoxe de nos jours, en tient compte? Faut-il donc rejeter le tout, parce qu'une partie est défectueuse? la science n'a-t-elle pas progressé depuis Hahnemann? L'Introduction de Trousseau se charge de la réponse en ces termes (qui ont dû lui échapper), p. LXIX, 8ᵉ édit. :

« L'importance que peuvent donner chez nous à la doctrine homœopathique *plusieurs ouvrages estimables* parus depuis notre dernière édition nous fait un devoir de considérer maintenant cette doctrine sous un nouvel aspect... »

Quels sont donc ces travaux estimables ? le public médical en connaît-il l'existence? Sait-il que, depuis *l'Organon*, il a été écrit des centaines de volumes sur la matière? qu'en tous pays il se publie des recueils périodiques remplis de faits, de travaux intéressants, instructifs, et que le tout constitue aujourd'hui une littérature très-riche? Quel journal oserait, au risque de perdre tous ses abonnés, souffler mot seulement de tous ces travaux?

Comment annoncer qu'il existe des revues de médecine générale comme *l'Art médical*, arrivé à son trente-troisième volume (1)? Si tout ce qui s'y trouve était de nulle valeur, on ne manquerait probablement pas, en revanche, d'en publier des extraits pour les bafouer : on ignore ainsi les sources où puiser pour se faire par soi-même une opinion; ou si par hasard on apprend que J.-B. Bail-

---

(1) Et bien d'autres recueils, tels que le *Bulletin de la Société gallicane,* celui de la *Société médicale homœopathique de France*, le *British Journal of Homœopathy*, le *Monthly Homœopathic Review*. Et les recueils analogues américains, allemands, autrichiens, espagnols, italiens, etc., etc.

lière tient tous ces livres, ou se les fait envoyer, mais bien en cachette et avec toutes sortes de précautions, comme du fruit défendu... ah! elle a été jusqu'ici *effective*, la *conspiration du silence* sur tous ces travaux !

N'existe-t-il pas d'autres passages du *Traité de thérapeutique* qui soient de nature à exciter au moins la curiosité des médecins, celui, par exemple, de la page LXV: « La doctrine homœopathique a créé une matière médicale pure, d'où sont sorties toutes sortes de notions très-précieuses sur les propriétés spéciales des médicaments et sur une foule de particularités de leur action que nous ignorons trop en France. Cette ignorance fait que nous ne connaissons des agents thérapeutiques que leurs propriétés générales les plus grossières, et qu'en présence de nuances si variées d'indications, nous manquons trop souvent de modificateurs appropriés à ces nuances. » Et comme contraste, cet autre passage de la même Introduction, page XVIII: « Notre thérapeutique ne repose-t-elle pas, ainsi que notre matière médicale, sur un indigeste assemblage d'irritabilisme, de nervosisme et de théories mécanico-chimiques? De ce mélange résulte la thérapeutique *la plus confuse* qu'on puisse imaginer : on expérimente, on tâtonne, chaque jour éclaire le triomphe ou la chute d'un remède nouveau, d'un médicament héroïque!... »

Il faut convenir qu'il se fait de nos jours une réaction contre cet état de choses ; l'enseignement de la matière médicale, au point de vue de la *sphère d'activité élective* des médicaments et des poisons, tel qu'il est fait le vendredi par le savant et éminent professeur de

clinique de la Charité (1) montre par l'affluence d'audi-
teurs que ces remarquables leçons attirent, le besoin
qui se faisait de plus en plus sentir d'une réforme dans
l'enseignement sous ce rapport.

Tous les médecins heureusement n'ont pas les
mêmes raisons pour abandonner leur libre arbitre
et accepter aveuglément et servilement les verdicts
de l'école officielle au sujet de l'homœopathie ; il
s'en trouve d'indépendants, et dégagés de cette mul-
titude de petites faiblesses humaines consistant, pour
les uns, en une terreur invincible du ridicule et un res-
pect humain insurmontable ; pour d'autres, en une sorte
de quiétude routinière qui fait que le compliment de
« paresseux, » adressé par le professeur de Beaujon à
une *portion notable* du personnel homœopathique, ne
va probablement pas tout à fait à sa véritable adresse;
pour une dernière catégorie enfin, en des motifs plus
ou moins intéressés de position, de clientèle, etc., etc.

Le médecin indépendant a le droit d'examen, partant,
la liberté d'opinion ; à moins que l'on ne conteste au
docteur en médecine, plus ou moins vieilli dans une
pratique la plus souvent décevante, illusoire, et condui-
sant droit au scepticisme, l'aptitude à juger, à comparer,
à voir par lui-même et non par les yeux des autres.

C'était une des contradictions étranges du grand thé-
rapeutiste Trousseau de traiter les médecins homœopathes en général avec cette sévérité que signale le con-
férencier de Beaujon ; on s'en convaincra en lisant les divers passages qui vont suivre, de l'introduction que nous
parcourons en ce moment.

(1) M. le professeur G. Sée.

Préface, page VIII : « C'est par l'action pathogénétique dont elles sont douées que les substances médicinales actives modifient les maladies et peuvent les guérir. » Et dans l'*Introduction* : « ... Tous les médicaments actifs, comme le quinquina et les strychnos, tous les impondérables comme l'électricité et le magnétisme, en un mot, tous les *modificateurs*, produisent sur l'organisme *des effets dynamiques profonds, inexplicables pour le chimiste et le physicien.* »

Récamier avait dit en 1851 (*Journal des connaissances médico-chirurgicales*) : « C'est aux principes impondérables *seuls* que chaque médicament doit sa façon d'agir, sa puissance, son efficacité, chaque médicament n'étant qu'un conducteur des principes impondérables.»

Et, toujours d'après l'*Introduction* de Trousseau et Pidoux, page LXVI : « En proclamant que les médicaments n'agissent pas en vertu de leurs propriétés physiques ou chimiques, Hahnemann a attiré l'attention des médecins sur leurs propriétés *spéciales*, et a pu, malgré ses exagérations, ramener les esprits vers cette idée émise par Cullen, que les médicaments agissent *par impression.* »

Page LXXXVIII : « Dans les médicaments spéciaux proprement dits, surtout dans les poisons, nous retrouverons deux éléments : 1° leurs propriétés générales, celles de stimuler, d'irriter, d'affaiblir, de calmer, etc.; 2° en outre, leurs propriétés *spéciales*, différentes pour chacun d'eux, et qui excitent dans l'organisme *des actions plus ou moins semblables aux symptômes des maladies.* » Et un peu plus loin : « Un précepte *capital* en thérapeutique, et d'une grande fécondité entre les

mains d'un praticien exercé, est d'employer les médicaments A PETITES DOSES, quand on veut obtenir leurs
effets *spéciaux*... Les petites doses, fréquemment répé-
tées dans les maladies chroniques... avec le soin, dans
ce dernier cas, de continuer longtemps cette répétition
des doses, et de varier le plus possible les remèdes suc-
cédanés les uns des autres, afin d'éviter le suétudisme,
et de tenir l'économie sous l'influence d'une modification thérapeutique continue. Il faut, ajoutent-ils, sus-
pendre de temps à autre les actions médicamenteuses,
y revenir, » etc., etc.

Et à propos des doses infinitésimales, page LXV: « Nous
ne nions ni la divisibilité infinie de la matière, ni la
réalité possible de cette division ; mais comment s'assu-
rer de sa division infinitésimale *effective* dans un cas
donné? »

Page LXXXIII : « Quant aux observations physiologi-
ques et cliniques sur lesquelles la doctrine homœopathique prétend reposer » (et on a vu plus haut que
Hahnemann, selon ces auteurs, *prouva* son dire par
des faits empruntés à la pratique des médecins les plus
éclairés), « *elles ne doivent et ne peuvent être confirmées
ou infirmées que par des faits favorables ou contradictoires*... » Et plus loin : « Chez nous, le procès clinique *commence seulement* à s'instruire *sérieusement.* »
(Pas à Beaujon toutefois.)

Les faits favorables se comptent par milliers, les faits
contradictoires se montent (au moins pour la France),
d'après le professeur Imbert-Gourbeyre (Lectures publi-
ques, page 187), à 4 expériences sur 86 malades,
dont 35 par Andral (desquelles M. Jourdan, son collègue

à l'Académie, a dit : « M. Andral n'aurait pas dû permettre qu'on attachât son nom à une chose qu'il est impossible de qualifier... Ou la note entière est une plaisanterie, ou elle a été faite par un infirmier » ; de plus, 10 malades traités à l'Hôtel-Dieu par M. Curie, 15 malades à l'hôpital de Lyon, 26 cholériques dans un état désespéré, à Marseille, par M. Chargé. Ces trois dernières catégories représentant « *les quelques homœopathes* qui se sont, dit la leçon, volontairement soumis à l'épreuve publique... » Et on a conclu à la nullité de l'homœopathie et des doses infinitésimales !

On croit rêver en lisant ces faits, et des phrases comme celle de la leçon de Beaujon : « Les homœopathes ont provoqué les vrais médecins sur le terrain de l'observation et de l'expérience; ceux-ci, dans leur force et leur justice, n'ont pas refusé, » etc., etc.

C'est sur quatre-vingt-six mauvaises expériences, faites dans d'exécrables conditions, que des milliers de médecins continuent d'être voués à l'ostracisme, et aux railleries, aux dédains, etc., etc., de leurs *confrères !* car ils sont au nombre de plus de 6 ou 7000 dans le monde entier (1), les médecins qui confessent les bienfaits de la méthode ; si un *plus grand nombre de milliers* d'autres médecins ne partagent pas leur opinion, comme le remarque le professeur Behier (Rapport à la Société de médecine du 1er arrondissement), on peut répondre que dans ces derniers, un tout petit groupe seulement est compétent, celui formé des médecins *ayant examiné.* Tous les autres sont hors de cause, incompétents, inca-

(1) Voir l'*Annuaire* publié à Londres par Turner.

pables de juger le différend, et par conséquent inexcu-
sables de se mêler au conflit : si le dédain est chose *con-
fraternelle*, on peut hardiment le leur retourner, —
et il n'y a pas lieu de regretter d'avoir, selon l'expres-
sion du professeur Behier, *le triste courage de renoncer
à leur estime* (Rapport, etc.).

On a pu voir déjà que l'Introduction du *Traité de thérapeutique* donnerait jusqu'à un certain point raison à
divers axiomes professés par l'école homœopathique,
savoir :

1° La matière médicale contenant des modificateurs
thérapeutiques appropriés à *toutes sortes de nuances* de
la maladie, généralement négligées;

2° Le rapport entre l'action pathogénétique et l'action
curative du médicament;

3° Les actions de tous les modificateurs impondérables, sur l'organisme sain ou souffrant, ne pouvant
s'expliquer ni par la physique ni par la chimie;

4° La modification des propriétés vitales par l'*impression ;*

5° Les effets spéciaux des médicaments déterminant
dans l'organisme des symptômes *plus ou moins semblables* aux symptômes des maladies;

6° La recommandation, comme point *capital*, d'employer les petites doses pour obtenir les effets spéciaux ;

7° La répétition des doses, surtout dans les maladies
chroniques, etc., etc. On voit que rien n'y manque.

Cette terrible question des doses ! à elle seule, elle a
passionné le débat, à ce point que beaucoup croient
qu'en elle il gît tout entier; sans elle, le conflit aurait
cessé déjà depuis longtemps...

E nihilo nihil, s'écrie-t-on, à propos des doses in-finitésimales. Boerhaave, lui, a dit: « Medicamenta dividi possunt in partes adeo minutas, ut imagina-tionis vim penè eludant, quæ tamen vires retinebunt. »

Et les médecins homœopathes, vérifiant chaque jour la vérité de cet axiome, se disent à chaque insulte, à chaque raillerie, à chaque persécution : « Et pourtant ils guérissent, nos médicaments ! » comme Galilée disait de la terre : « Et pourtant, elle tourne !... »

Explique-t-on d'une manière satisfaisante une foule de merveilles naturelles que l'on voit, que l'on touche journellement? On les accepte cependant, parce que ce sont *des faits;* et l'on s'en contente.

Est-ce que *des faits* de guérison, que l'on peut ré-péter plusieurs fois chez le même sujet, dans une même affection récidivée, et par les mêmes moyens, peuvent toujours passer pour de simples coïncidences? Alors il faut renverser toute la médecine, se croiser les bras, faire de la médecine expectante pure et non déguisée : l'une est tout autant que l'autre « *à la portée du pre-mier porteur d'eau venu,* » même ne sachant pas lire.

Les premières guérisons obtenues par Hahnemann, suivant son principe, l'ont été avec des doses massives, et ce n'est que bien plus tard qu'il les réduisit au point que l'on connaît.

Ce que tout le monde médical ignore, c'est que de nos jours une réaction s'est opérée contre l'emploi *exclusif* des doses infinitésimales ; de nombreux médecins emploient dans leur pratique les teintures mères, les très-basses dilutions et triturations, souvent décimales au lieu de centésimales ; si ce fait pouvait donner satisfaction aux esprits exigeants, à ceux qui veulent *voir* et *palper*, l'homœopathie ainsi pratiquée peut les satisfaire. Les médecins les plus consciencieux, néanmoins, emploient *toutes les doses*, suivant leur expérience.

Quant aux actions différentes d'un même médicament à des doses différentes elles-mêmes, les pages xc et suivantes de l'Introduction sont bonnes à méditer pour ceux des opposants qui ne voient qu'une seule action *grossière* dans certains agents de la matière médicale. On peut recommander tout particulièrement ce passage aux lecteurs de la leçon de Beaujon : « Il y a bien peu de médecins qui sachent voir dans l'*ipéca* autre chose qu'un vomitif ; en effet, à haute dose, tous ses effets spéciaux *se perdent* dans son action émétique ; c'est pourtant un tonique du poumon et de l'intestin... »

Qui ne connaît les effets antagonistes, et tout à fait opposés souvent, d'un même médicament employé à différentes doses ; une dose d'opium excite le cerveau ; une autre dose le stupéfie. Une dose de digitale accélère les mouvements du cœur ; une autre dose les ralentit ; une dose de rhubarbe purge ; une autre dose constipe. Le même fait peut se vérifier à chaque instant dans la pratique : il est utilisé banalement chaque jour par de nombreux médecins, qui ne s'inquiètent guère, souvent, de la raison de cet antagonisme : ils ont *le fait*, et il leur suffit.

Si on veut rapidement savoir ce qu'enseigne l'homœopathie de nos jours, le voici en résumé :

L'expérimentation pure, c'est-à-dire sur l'homme *sain*, a, mieux que toute autre, fait connaître les organes, parties, tissus, liquides, etc., affectés par tels ou tels médicaments ou poisons, et leur manière d'être affectés par eux. Elle repose donc sur l'anatomie et la physiologie, surtout si l'on considère que les résultats fournis par les autopsies après les empoisonnements sont venus le plus souvent confirmer les données de l'expérimentation pure.

La pathologie, l'anatomie et la physiologie pathologiques ont donné, aussi bien aux médecins homœopathes qu'à leurs confrères, la détermination exacte des organes, parties, tissus, liquides, etc., affectés par les maladies.

Le rapport naturel entre les maladies et les médicaments ainsi connu, une règle thérapeutique en a été déduite, reposant sur la nature, et s'exprimant ainsi :

Les drogues, poisons ou médicaments (ce qui n'est qu'une affaire de doses). pour devenir des remèdes, doivent affecter *les mêmes organes qu'affecte la maladie;* c'est ce qui constitue *l'organopathie* (Scharp), science qui a pour fondement, non-seulement la ressemblance des symptômes entre les maladies et l'action des médicaments, mais *l'identité de localisation;* ces deux principes se complètent mutuellement.

A l'aide de l'organopathie, un nombre comparativement réduit de symptômes *véritablement caractéristiques* est conservé à chaque médicament : les symptômes *communs* à beaucoup d'entre eux peuvent être mis de côté ou relégués dans les répertoires. L'*action élective connue* (et on peut l'apprendre aujourd'hui à la Charité et en faire son profit homœopathiquement), et *les symptômes saillants* sont des guides suffisants, des indications précieuses en thérapeutique. On peut désormais, dans les nouveaux ouvrages de pharmacodynamie (1), chercher en vain ces symptômes plus ou moins naïfs, ces descriptions triviales de sensations, d'impulsions bizarres, le plus souvent coïncidences ridiculement notées par les expérimentateurs, et qui fournissent les aliments de leçons *amusantes, mais peu instructives*...

Cela à part, il reste une *méthode expérimentale* qu'*utilisent* de nombreux médecins. De quel droit continue-t-on de taxer ces médecins de plus de folie ou de malhonnêteté que ceux qui admettent les textes classiques dont on a lu plus haut de nombreux extraits? Les données de la méthode expérimentale sont *des faits d'évidence*, non d'*argumentation*. Les principes de la physiologie et de la biologie s'y adaptent d'ailleurs parfaitement.

Les maladies, au moins jusqu'à ce qu'elles aient produit des lésions incurables, sont le résultat de l'action sur les molécules ultimes de la matière germinale, de *stimuli* particuliers que les causes occasionnelles mettent en jeu ; ces stimuli changent les mouvements normaux de ces molécules ultimes, et devient leurs propriétés spéciales (2).

Chaque médicament agit comme un stimulus, et les symptômes qu'il produit sont l'évidence de son action. Il met en activité les propriétés préexistantes de la matière germinale dans les organes, tissus, etc., etc., pour lesquels il a une affinité *élective*. C'est là son *im-*

---

(1) Richard Hughes, *Manuel de pharmacodynamie*. Londres, 1870.
(2) Madden, *On the Relation of therapeuthics to modern Physiology*. Londres, 1871.

pression, se faisant par le canal des systèmes circu-
latoire et nerveux.

S'il est capable d'agir sur une portion de l'organisme
d'une certaine manière, aussi longtemps que les mouvements moléculaires de cette portion ont lieu *normale-
ment,* n'est-il pas concevable, est-il absurde d'admettre
qu'il agira d'une façon *toute différente,* souvent même
d'une manière *tout opposée,* lorsque les mouvements
moléculaires de cette portion n'auront pas lieu normale-
ment, c'est-à-dire lorsqu'elle sera malade? On a bien
dit que les semblables sont *les véritables contraires,* et
on a eu raison.

Il ne faut pas beaucoup d'un stimulus approprié
pour mettre en jeu certaines propriétés moléculaires
préexistantes, les venins et les virus sont là pour le prou-
ver (1). Si une quantité imperceptible d'un modificateur,
quel qu'il soit, peut *mettre en train* des changements
moléculaires au sein de l'organisme vivant, même quand
il est sain, *a fortiori* comprendra-t-on qu'il en soit de
même lorsque l'organisme est malade, partant plus sen-
sible. Pour qu'un modificateur médicamenteux n'affecte pas en même temps d'autres organes pour lesquels
il peut avoir aussi une affinité élective, il est clair qu'il
faut que la dose soit assez petite pour ne se faire sentir,
ne faire son *impression* que là où les mouvements moléculaires anormaux ont lieu sous l'influence d'un stimulus analogue ou morbide. Telle est la raison véritable de l'atténuation homœopathique.

(1) M. Pidoux a dit que les venins et les virus *se multiplient énormément*
dans l'organisme (Leçon de Beaujon) ; aux dépens de quoi se fait donc cette mul-
tiplication ?

L'expérience prouve de plus en plus que les atténuations exagérées qui ont rendu cette doctrine inacceptable par la généralité des médecins ne sont en réalité pas si nécessaires ; que les aggravations sont plus souvent le fait de la maladie que du médicament semblable, et que les *sollicitations* d'action moléculaire normale sont plus sûrement effectuées par des doses plus appréciables de stimulus ; c'est là un progrès heureux, et propre à encourager l'essai de la méthode... Des habiles l'ont tenté, du reste, et s'en sont bien trouvés. Pour eux, tout est bénéfice; ils peuvent continuer de jouir de l'estime de leurs confrères allopathes, et voir ceux-ci leur rendre *sans hésiter* leur coup de chapeau, en prescrivant, *homœopathiquement*, des teintures mères, prises chez le pharmacien ordinaire, et agrémentées d'agents inertes ou indifférents, mais ayant l'avantage inappréciable de faire aller le commerce. D'autre part, bien des granules d'aujourd'hui, et contenant un milligramme d'alcaloïde, constituent des boîtes à l'usage des « homœopathes honteux » (voy. *Art médical*), et ce perfectionnement pharmaceutique n'a pas peu contribué à favoriser « l'homœopathie clandestine; » ceux qui la pratiquent ne sont pas les derniers à crier haro sur leurs confrères.

On reproche à la *secte* le titre d'homœopathique ; mais on le lui impose, et elle n'en a que faire. Les médecins homœopathes ne sont jamais plus heureux que lorsqu'on veut bien les appeler *des médecins*, tout simplement. En aucun cas, des docteurs diplômés, patentés, ayant le droit de prescrire à leur guise, ne peuvent être confondus avec les *guérisseurs interlopes* que stig-

matise le professeur de Beaujon. Les médecins homœopathes ne désirent rien tant que de voir arriver le moment
où tous les médecins, à quelque opinion qu'ils appartiennent, comprendront enfin que leur but *commun* est
le soulagement de la souffrance; que tous, à des titres
divers, ont apporté leur tribut de recherches, de découvertes et de travaux à un fonds, *commun aussi;* tous
indistinctement ont le droit indéniable d'y puiser ;
pourvu que l'on adopte pour devise : « *Faire tout ce que
l'on dit, dire tout ce que l'on fait* » (Jousset), on peut
repousser tout reproche d'inconséquence, quand par
exemple, dans des cas de souffrances excessives et lorsqu'il n'y a plus d'espoir pour le malade dans la médication *curative*, on emploie la médication *palliative*,
antipathique (et non allopathique, mot qui a autant de
valeur que celui d'homœopathique).

La doctrine homœopathique n'est pas *une prison*,
mais *le grand chemin*. Elle a même ce dernier carac-
tère, très-distinctif aux larcins fréquents qui s'y com-
mettent; ce grand chemin a servi à *plus d'un* « pour
passer silencieusement le Rhin » (Imbert-Gourbeyre, *Lectures*), et rapporter d'Allemagne des découvertes thérapeutiques annoncées ensuite à grands coups de tam-
tam.

Les milliers de consultations qui se donnent annuelle-
ment dans les dispensaires gratuits de Paris et ailleurs,
les chiffres fournis par les hôpitaux homœopathiques de
Londres, Vienne, Leipsig, etc., répondent victorieuse-
ment à cette assertion, que « le public prédestiné de
l'homœopathie n'est pas celui des laboureurs, ni celui
des ouvriers et des travailleurs éclairés, à quelque rang

de la société qu'ils appartiennent, *que préserve leur vigoureux bon sens*, mais celui *des riches oisifs.* »

D'autre part, il est non moins commode de faire de la médecine expectante exclusive, ou de la médecine palliative exclusive, ou de prescrire tous ces remèdes *anti-toutes sortes de maux*, dont on voit les étiquettes briller aux vitrines des pharmaciens et à la quatrième page des journaux... Les panacées *approuvées par les Académies* sont à la portée de tous, à ce point qu'une notable portion de « cette clientèle peu rémunératrice » ne distingue plus bien aujourd'hui entre les médecins, chargés de *prescrire*, et les pharmaciens, chargés de *dispenser;* elle s'adresse indistinctement aux derniers ou aux premiers, suivant la proximité...

Allons, allons, il faudra probablement beaucoup de leçons semblables à celle de Beaujon, en mai 1871, pour ébranler des convictions sincères : on ne peut pas encore en dire qu'elle est ce « coup de poing de la fin, » dont elle voudrait avoir les allures.

21 janvier 1872.

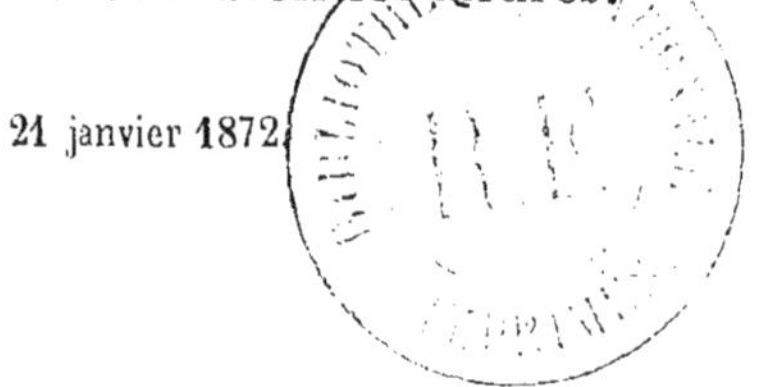